AF246673

RECHERCHES

SUR L'ASSIMILATION

DU PHOSPHATE DE CHAUX

ET SUR

SON EMPLOI THÉRAPEUTIQUE

PAR

M. DUSART

PHARMACIEN A PARIS, EX-INTERNE DES HÔPITAUX,
EX-PRÉPARATEUR DE CHIMIE A L'ÉCOLE POLYTECHNIQUE,

ET

M. R. BLACHE

INTERNE DES HÔPITAUX.

PARIS,
LIBRAIRIE CLASSIQUE DE PAUL DUPONT
RUE DE GRENELLE-SAINT-HONORÉ, 45.

1868

RECHERCHES

SUR

L'ASSIMILATION DU PHOSPHATE DE CHAUX

ET SON EMPLOI THÉRAPEUTIQUE,

PAR

MM. DUSART et R. BLACHE.

En soumettant à une nouvelle étude cette importante question, nous avons eu pour but de préciser par des expériences directes le mode d'action du suc gastrique sur le phosphate de chaux, de déterminer si cette substance, transformée par l'estomac, peut se fixer dans l'économie, ou s'il est nécessaire, au contraire, pour être assimilée, qu'elle ait subi une première élaboration dans un organisme vivant ; enfin nous avons voulu examiner quels sont les produits qui se prêtent le mieux à cette assimilation.

Il nous a semblé que la solution de cette question, indépendamment des services qu'elle peut rendre à la thérapeutique, présente un intérêt particulier en ce moment où l'hygiène des nouveau-nés excite à un si haut degré la sollicitude des hommes de l'art.

Aussi, malgré les lacunes que contient encore ce travail, nous avons cru pouvoir en publier les résultats, les faits acquis nous paraissant en nombre suffisant pour attirer dès aujourd'hui l'attention des médecins.

Nous diviserons ce sujet en trois parties :

1° Action du suc gastrique sur le phosphate de chaux et valeur comparée des différents produits employés en médecine ;

2° Expériences sur les animaux ;

3° Essais thérapeutiques.

1° Action du suc gastrique sur le phosphate de chaux et valeur comparée des différents produits du commerce.

C'est à Spallanzani qu'on doit les premières notions de l'action du suc gastrique sur les os. On sait que ce célèbre physiologiste renfermait des fragments d'os dans des tubes métalliques percés de trous, les faisait avaler à différents oiseaux et constatait que ces os diparaissaient peu à peu. Une petite sphère formée d'un os de bœuf très-dur, qu'un aigle avalait chaque jour et vomissait au bout de quelque temps, finit par disparaître après 25 jours; en expérimentant sur des chiens il arrivait au même résultat.

W. Beaumont constata sur son canadien que les os disparaissaient de l'estomac comme s'ils étaient digérés et que cette digestion pouvait même avoir lieu en dehors de cet organe.

Plus récemment un physiologiste dont le nom restera attaché à l'histoire de la digestion, M. Blondlot, répétant l'expérience de Spallanzani sur des chiens munis de fistule gastrique vit également les os disparaître rapidement; mais analysant de plus près le phémène, il vit que l'os désagrégé par le suc gastrique se réduisait ainsi en poudre impalpable et était rejeté avec les aliments. Il crut même remarquer, sans toutefois contrôler le fait par le dosage, que la quantité de sels calcaires solubles n'avait pas augmenté après cette expérience dans le suc gastrique et conclut de ces faits que les os n'étaient pas dissous mais seulement désagrégés.

Dans un travail postérieur, M. Blondlot cherchant à déterminer la nature du corps auquel le suc gastrique doit son acidité, constata la présence du phosphate acide de chaux à l'exclusion de tout autre acide et admit ainsi, implicitement, la décomposition du phosphate par le suc gastrique : l'acide qui opérerait cette transformation serait *l'acide chlorhydrique provenant de la décomposition du sel marin par les parois de l'estomac sous une influence électrique et saturerait les phosphates à mesure de sa production.*

Nous n'avons pas à discuter ici l'interprétation par trop absolue que l'auteur tire de ses analyses, et nous admettons avec MM. Cl. Bernard et Barreswill et la plupart des physiologistes qui ont répété leurs expériences que l'acide lactique est le produit principal de la sécrétion gastrique.

Quand le phosphate de chaux pénètre dans l'estomac en travail de digestion il se trouve soumis à l'action des éléments chimiques que contient cet organe.

Quelles modifications est-il susceptible de subir dans ce cas?

L'analyse du suc gastrique nous permet de prévoir quel est celui de ses composants qui doit entrer en réaction avec la substance minérale. En effet, à part les sels neutres et les matières indéterminées de nature albuminoïde, nous nous trouvons en présence de deux corps principaux : la pepsine et l'acide lactique. Le premier d'une neutralité complète ne peut en aucune façon réagir, le second au contraire est un acide énergique susceptible d'imprimer une altération profonde à la constitution des corps mis en présence.

Première expérience.

On a recueilli en plusieurs fois, sur un chien de forte taille muni d'une fistule gastrique et nourri avec des aliments dont on avait soigneusement exclu le phosphate de chaux, environ 200 grammes de suc gastrique. Après filtration, ce liquide qui ne donnait par l'ammoniaque que quelques flocons de précipité, a été additionné de phosphate de chaux humide récemment précipité et représentant 0,20 de phosphate de chaux sec.

On a exposé le tout à une température fixe de 40° en agitant souvent. Après quatre heures la majeure partie du précipité avait disparu. On filtra pour séparer la matière non dissoute et dans la liqueur limpide, l'ammoniaque formait un précipité abondant, qui lavé par décantation pût se redissoudre dans l'acide chlorhydrique faible et être de nouveau reprécipité par l'ammoniaque : il s'était donc dissous du phosphate de chaux.

Deuxième expérience.

On a donné au même chien, le matin à onze heures, une nourriture composée de pain et de soupe, sans os, dans laquelle on avait délayé du phosphate de chaux hydraté, représentant 5 grammes de phosphate sec. Au bout d'une heure, on n'a pu retirer qu'environ 30 grammes de liquide : l'estomac était presque vide. Cependant avec cette minime quantité, il fut facile de répéter les réactions indiquées plus haut.

Le lendemain la même expérience fut répétée, mais on fit la prise de liquide une demi-heure après l'ingestion, et l'on put facilement en retirer une centaine de grammes. Le liquide filtré était fortement acide et précipitait abondamment par l'ammoniaque. Ce précipité recueilli et calciné avec le filtre, fournit une substance blanche, soluble sans effervescence dans les acides faibles, d'où l'ammoniaque le reprécipitait de nouveau. C'était encore évidemment du phosphate de chaux.

Troisième expérience.

Le jour suivant on donna à manger au même animal des os de côtelettes ; au bout d'une heure on put soutirer par la fistule 20 grammes de suc gastrique qui après filtration fournit par l'ammoniaque un précipité très-faible mais notable cependant de phosphate de chaux. L'attaque était donc ici bien moins avancée mais encore pouvait-on la constater facilement.

Il est probable que le travail de désagrégation des os ingérés dont parle M. Blondlot, est opérée par la pepsine agissant sur l'osséine et par les mouvements mécaniques de l'estomac, mais que l'acide lactique n'y prend qu'une faible part, l'état de cohésion des os, ne se prêtant que difficilement à une dissolution par l'acide à un tel degré de dilution, comme nous le verrons plus loin.

En résumé, nous voyons dans toutes ces expériences le phosphate de chaux s'attaquer par le liquide gastrique et entrer en dissolution. Mais quel est le genre de réaction qui s'opère ici ? — Y a-t-il dissolution pure et simple ou bien la réaction va-t-elle jusqu'à la décomposition ?

Cette propriété du phosphate de chaux hydraté de se dissoudre dans le suc gastrique est-elle partagée au même degré par les phosphates d'origines différentes ?

Telles sont les questions que nous allons examiner avant d'expérimenter sur les animaux.

Nous savons, par les expériences de MM. Cl. Bernard et Barreswill, que l'acide du suc gastrique est l'acide lactique ; ce corps peut-il, au degré de dilution où il se trouve, dissoudre et décomposer le phosphate de chaux.

L'expérience directe va nous l'apprendre, en même temps qu'elle nous dira dans quel sens s'accomplit la réaction.

On prend une quantité connue de phosphate pur et calciné, 2 grammes, par exemple, et on les dissout dans 6 grammes d'acide chlorhydrique étendu de trois fois son volume d'eau ; on précipite la liqueur limpide par l'ammoniaque, on lave à grande eau et on recueille sur un filtre. — Ce corps représente le phosphate de chaux tri-basique, de même composition que celui des os.

D'un autre côté, on prend une solution d'acide lactique au 5/1000, dans laquelle on introduit le phosphate encore humide, et on maintient le tout à une température de 40 degrés. Au bout de peu de temps, on peut constater que le précipité diminue ; après deux heures de digestion on sépare par le filtre la partie non dissoute. La solution limpide précipite alors abondamment par l'ammoniaque. — Quand on abandonne ce liquide à l'évaporation spontanée dans un endroit chaud, ou si on l'évapore à l'étuve à une température ne dépassant pas 50 degrés, on voit bientôt apparaître une cristallisation de lactate de chaux qui a pris naissance au sein d'une eau-mère très-acide. Celle-ci est constituée par un mélange d'acide lactique, de lactate et de phosphate acide de chaux.

On voit par cette expérience que l'acide lactique n'a pas seulement été un agent de dissolution, mais qu'il a porté son action sur le phosphate de chaux et l'a décomposé partiellement.

Cependant l'activité de l'acide lactique s'accroissant avec son degré de concentration, nous avons craint que l'évaporation, en changeant les rapports entre les substances réagissantes, ne donnât une expression fausse de la réaction. Nous avons alors pensé à soumettre le liquide provenant de cette digestion artificielle à des réactions directes, de manière à faire entrer les corps qu'il contient dans des combinaisons connues qui pussent nous indiquer sous quelle forme ils existent en dissolution.

Première expérience.

Nous prenons une solution de phosphate de chaux faite dans les mêmes conditions que précédemment, et nous la saturons lentement par du carbonate de soude et aussi exactement que possible. Il se fait un précipité de phosphate et de carbonate de chaux qu'on sépare par le filtre. Ce liquide est évaporé et desséché à l'étuve. On traite alors par l'alcool concentré qui dissout le lactate de soude et laisse le phosphate insoluble dont on peut ensuite déterminer facilement les caractères.

Deuxième expérience.

Au lieu de traiter la liqueur précédente par le carbonate de soude, nous élevons la température jusqu'à 50 degrés, et nous y projetons une petite quantité de carbonate de chaux pur, de manière à saturer l'acide libre. Il ne se fait pas d'effervescence sensible ni de précipité, preuve que le phosphate n'est pas tenu en dissolution par un excès d'acide, et la liqueur limpide retient en dissolution le phosphate de chaux.

Ce phosphate y existe sous forme de phosphate acide de chaux, ainsi que nous nous réservons de le prouver dans une note à part, pour ne pas nous écarter par trop du sujet que nous traitons aujourd'hui.

Il résulte donc des faits énoncés précédemment que dans la digestion artificielle opérée avec l'acide lactique au 5/1000 et même au 2/1000 de dilution, le phosphate de chaux se dédouble, comme dans la digestion stomacale, en lactate et phosphate acide de chaux, d'après l'équation suivante :

$$2\ C^6H^6O^6 + PhO^5\ 3\ CaO = 2\ C^6H^5O^5CaO + PhO^5CaO\ 2\ HO.$$

La propriété que possède le phosphate de chaux hydraté de s'attaquer par l'acide lactique est-elle commune aux phosphates de chaux d'origines différentes, la possèdent-ils au même degré ?

Si l'on se reporte aux expériences de Spallanzani, de W. Beaumont et de Blondlot, dans lesquelles les os ne disparaissent qu'au bout d'un temps très-long et sans entrer en dissolution d'une manière appréciable, on sera convaincu que la cohésion et l'état d'hydratation du produit jouent un rôle important dans le phénomène de la digestion.

Afin de pouvoir multiplier nos expériences et aussi pour leur conserver plus de netteté, nous avons fait usage d'une dissolution d'acide lactique au 2,5/1000.

Première expérience.

PHOSPHATE DE CHAUX HYDRATÉ.

0,43 de phosphate de chaux hydraté, supposé sec, sont mis en digestion à 40 degrés avec 250^{cc} de la solution lactique. Au bout de deux heures on sépare par le filtre. Le phosphate non attaqué est recueilli et calciné,

il pèse 0,22
la quantité dissoute est de 0,21.

Il résulte de cette expérience que l'acide lactique ainsi dilué dissout environ 35 0/0 de son poids de phosphate de chaux.

Deuxième expérience.

OS CALCINÉS.

0,98 d'os calcinés sont mis en digestion avec 250^{cc} de la solution

lactique pendant trois heures. Le résidu insoluble est recueilli et
calciné, il pèse 0,87 ; la liqueur filtrée donne à peine de précipité
par l'ammoniaque ; il ne reste plus trace de carbonate, mais la quantité de phosphate dissous est presque nulle.

Troisième expérience.

CORNE DE CERF CALCINÉE.

Même résultat que précédemment.

Quatrième expérience.

PHOSPHATE DE CHAUX DU COMMERCE.

0,50 sont mis à digérer avec 250^{cc} de la solution ; après trois
heures on dose le résidu insoluble qui

pèse 0,34

la quantité de phosphate dissous est donc de 0,16.

Il n'y a pas de carbonate dans le produit.

Cinquième expérience.

PHOSPHATE DE CHAUX DU COMMERCE.

0,50 sont mis à digérer dans les mêmes conditions que précédemment ; après trois heures, le résidu insoluble

pèse 0,30

la partie dissoute est de 0,20.

Dans cet échantillon, la partie dissoute n'est pas toute entière du
phosphate de chaux, nous y avons trouvé, en effet, 15,50 0/0 de
carbonate de chaux. Le résidu insoluble est complétement privé de
ce dernier corps ; l'acide a donc épuisé son action sur le carbonate
et n'a attaqué que très-peu le phosphate de chaux.

L'examen des résultats obtenus dans ces quelques expériences
montre quelle variété de produits, doués de propriétés différentes,
on peut rencontrer sous le nom de phosphate de chaux, et par suite
quelles causes d'erreurs et d'insuccès peut entraîner l'emploi irré-
fléchi de la plupart de ces substances.

En effet, tandis que le phosphate de chaux hydraté disparaît rapidement dans l'acide lactique très-dilué et s'y transforme, nous trouvons des corps, comme les os calcinés et la corne de cerf, qui ne
sont pas sensiblement dissous ; d'autres qui le sont relativement peu,
et enfin des échantillons comme le n° 5 qui contient une quantité
de carbonate de chaux plus grande que celle qui entre dans la composition des os.

La présence ou l'absence de ce dernier corps dans le phosphate
de chaux n'est pas indifférente, elle a selon nous une assez grande
importance. En effet, dans les digestions opérées soit avec les os,
soit avec du phosphate artificiel mal préparé, nous avons toujours
vu le carbonate de chaux disparaître tout d'abord, diminuer l'acidité

de la liqueur et enrayer la digestion. C'est sans doute à cette cause qu'il faut rapporter la perte d'appétit qu'on voit souvent se produire chez les malades faisant usage du phosphate de chaux.

Il résulte donc des observations précédentes que de toutes les préparations examinées, le phosphate de chaux hydraté, récemment précipité, est le plus facilement dissous dans le suc gastrique, et partant le plus propre à être assimilé.

Ce corps pouvait fixer notre choix pour nos expériences sur les animaux, mais nous avons fait un pas de plus et simplifié la question en préparant un médicament tout digéré, c'est-à-dire représentant par sa composition le résultat ultime de l'action du suc gastrique sur le phosphate de chaux, et que nous appellerons désormais lacto-phosphate de chaux.

Nous avons ainsi un produit d'une saveur acidule agréable, complétement soluble dans le suc gastrique, sans aucun travail préalable de l'estomac, et offrant ainsi toute garantie pour son absorption. A ces propriétés s'en joint une autre des plus précieuses, que nous avons eu la bonne fortune de constater dans nos essais thérapeutiques, c'est l'activité remarquable de cette préparation comme agent digestif.

C'est ce produit qui nous a servi dans les expériences qui vont suivre.

2° Expériences sur les animaux.

Les recherches de Chossat ont établi rigoureusement que certains animaux et en particulier les granivores, ne trouvent pas dans les aliments la substance minérale suffisante à la réparation des pertes du système osseux; qu'il est indispensable, pour que l'équilibre physiologique ne soit pas rompu, que l'alimentation se complète par une addition de matière calcaire, sous peine de voir le squelette perdre sa solidité et les os acquérir une grande fragilité.

Quelque chose d'analogue se passe-t-il chez l'homme lorsqu'une cause accidentelle ou un défaut de nutrition, changent les conditions d'existence normale de l'individu.

C'est une hypothèse qu'on peut accepter à l'égal d'une certitude, si l'on tient compte de l'évolution naturelle du système osseux.

Dans des observations faites sur l'homme et sur les animaux, MM. Gosselin et Alph. Milne-Edwards ont constaté que dans les cas de fracture, le temps nécessaire à la consolidation était notablement abrégé quand on administrait du phosphate de chaux avec les aliments. L'assimilation, dans ces expériences, s'est faite d'une manière non douteuse, mais nous croyons que ces auteurs, en employant des os calcinés, c'est-à-dire un produit presque insoluble dans le suc gastrique, sont loin d'avoir obtenu le maximum d'action.

Si l'absorption est nette et rapide, elle doit se traduire par une augmentation de poids relativement élevée et la balance doit pouvoir mesurer l'intensité de cette action. C'est ce que les expériences suivantes vont nous permettre de constater.

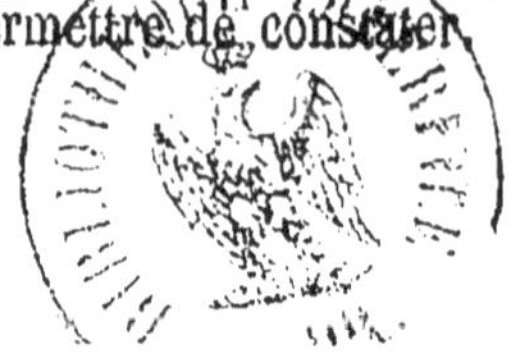

Nos essais ont porté exclusivement sur le cochon d'Inde. Cet animal supportant, sans paraître trop en souffrir, les opérations qu'on lui fait subir, nous offrait l'avantage de pouvoir multiplier nos expériences en opérant comparativement sur des animaux de même portée : de plus en raison du faible volume de ses os, il nous donnait le moyen de contrôler par la balance de précision, la marche de l'ossification.

Pendant toute la durée de l'expérimentation, les animaux étaient pesés tous les trois jours et ceux qui présentaient un arrêt dans leur accroissement étaient soigneusement éliminés.

Le lacto-phospate de chaux, mélangé préalablement à un peu d'amidon, était répandu en poudre fine sur des carottes coupées menu et donné chaque matin à l'animal à jeun.

Ceux qui n'étaient pas soumis au régime lacto-phosphaté recevaient la même dose d'aliments; après les repas tous étaient réunis et vivaient en commun.

Le soin que nous avons pris d'éliminer ceux des animaux dont la fracture troublait l'accroissement, a fait que nous avons dû rejeter de l'expérimentation la moitié au moins des animaux opérés.

Le nombre de ceux qui nous restent, quoique restreint, suffira cependant, nous l'espérons du moins, à démontrer d'une manière évidente le rôle du phosphate de chaux.

Du 22 septembre au 12 octobre.

ANIMAL SOUMIS AU RÉGIME du lacto-phosphate de chaux.	ANIMAL SOUMIS AU RÉGIME ordinaire.
Poids de l'animal..... 812	611
Avant-bras sain....... 0,72	0,55
Avant-bras fracturé... 1,01	0,67
Différence brute...... 0,29	0,12
Poids de l'os rapporté au poids de l'animal $= 100$.	
Avant-bras sain....... 0,0886	0,0916
Avant-bras fracturé... 0,1243	0,1096
Différence.......... 0,0357	0,0180
Consolidation.	Mobilité assez grande.

Du 1er octobre au 1er novembre.

ANIMAL SOUMIS AU RÉGIME du lacto-phosphate de chaux.	ANIMAL SOUMIS AU RÉGIME ordinaire.
Poids.............. 325	424
Avant-bras sain...... 0,54	0,475
Avant-bras fracturé. .. 0,70	0,625
Différence brute...... 0,24	0,15

Poids de l'os rapporté au poids de l'animal = 100.

ANIMAL SOUMIS AU RÉGIME du lacto-phosphate de chaux.	ANIMAL SOUMIS AU RÉGIME ordinaire.
Avant bras sain...... 0,166	0,112
Avant-bras fracturé... 0,218	0,147
Différence........... 0,052	0,035
Consolidation.	Un peu de mobilité.

Du 10 décembre au 11 janvier.

ANIMAUX SOUMIS AU RÉGIME du lacto-phosphate de chaux.		ANIMAL SOUMIS au régime ordinaire
Poids.................. 472	395	590
Avant-bras sain......... 0,47	0,435	0,53
Avant-bras fracturé...... 0,67	0,62	0,70
Différence brute.......... 0,20	0,185	0,17

Poids de l'os rapporté au poids de l'animal = 100.

ANIMAUX SOUMIS AU RÉGIME du lacto-phosphate de chaux.		ANIMAL SOUMIS au régime ordinaire
Avant-bras sain......... 0,099	0,110	0,089
Avant-bras fracturé...... 0,142	0,156	0,118
Différence............... 0,044	0,046	0,029

ANIMAUX SOUMIS AU RÉGIME du lacto-phosphate de chaux.			ANIMAL SOUMIS au régime ordinaire.
Poids.......... 350	275	680	545
Avant-bras sain.. 0,38	0,235	0,61	0,43
Avant-bras fract.. 0,52	0,345	0,81	0,56
Différence........ 0,14	0,110	0,20	0,13

Poids de l'os rapporté au poids de l'animal = 100.

Avant-bras sain.. 0,100	0,085	0,089	0,78
Avant-bras fract.. 0,136	0,125	0,119	0,102
Différence........ 0,036	0,040	0,030	0,024

On voit par l'inspection de ces tableaux que l'augmentation du poids des os des animaux soumis au régime de lacto-phosphate de chaux, surpasse de plus de 33 p. 0/0 le poids des os des animaux soumis au régime ordinaire.

La consolidation suit une marche proportionnelle.

Cette augmentation de poids est due à la substance osseuse, car l'analyse montre que dans les parties ainsi ossifiées, il existe le même rapport entre les matières organiques et minérales que dans l'os normal ; de plus, nous avons contaté que l'os fracturé n'est pas le seul qui augmente de poids, mais que l'omoplate et l'humérus, du même côté, participent à cette augmentation, sans doute par suite de la fluxion de l'extrémité du membre. Ce fait, déjà sensible chez les animaux fracturés soumis au régime ordinaire, est encore plus marqué chez ceux auxquels on administre le phosphate.

3° Essais thérapeutiques.

Convaincus de l'efficacité de la médication phosphatée en même temps que de sa parfaite innocuité, nous n'avons pas hésité alors à porter sur l'homme notre expérimentation.

Les propriétés du lacto-phosphate de chaux se présentaient à nous sous deux aspects différents : comme aliment minéral, et comme agent digestif et analeptique. C'est à ces deux points de vue que nous avons dirigé notre expérimentation.

Nous nous empressons ici de témoigner toute notre gratitude à MM. les docteurs Blache, Pératé et O. Dusart, du concours obligeant qu'ils ont bien voulu nous donner dans cette partie de notre travail.

Observation première

(recueillie par MM. les docteurs Peraté et Labbé chirurgien des hôpitaux).

M. X..., dix-sept ans.—Fracture du fémur, verticale, intra-condylienne. — On administre le sirop de lacto-phosphate de chaux (1) à la dose de deux cuillers à soupe par jour, aux repas ; l'appétit est excellent. Nous sommes étonnés de la rapidité de la consolidation ; après deux mois, nous pouvons imprimer des mouvements déjà considérables à l'articulation.

Observation 2

(recueillie par le docteur O. Dusart).

Maurice, enfant de sept ans, très-nerveux, appétit ordinairement nul. Le 8 juin 1867, fracture du col du fémur. Le 9, on administre le sirop de lacto-phosphate de chaux, une forte cuillerée à dessert trois fois par jour, aux repas. Le 10, l'appétit se relève et devient très-vif. Après vingt-cinq jours, fracture consolidée ; au trentième, je permets la marche ; il ne reste aucune claudication.

Observation 3

(recueillie par le docteur O. Dusart).

Ferré, jeune homme de dix-sept ans. — Fracture de l'extrémité inférieure de la jambe droite (7 centimètres au-dessus des malléoles). On administre le sirop de lacto-phosphate à la dose de trois cuillerées à soupe par jour, aux repas. Le vingt-deuxième jour, marche.

Observation 4

(recueillie par le docteur O. Dusart).

Femme Bronier, traitée précédemment pour une gastralgie. 10 décembre 1867, fracture du péroné avec entorse violente. Trois cuil-

---

(1) Représentant 1 gramme de lacto-phosphate par cuillerée.

lerées de sirop par jour, aux repas ; appétit constamment bon. Le 30, la marche n'est plus retardée que par l'entorse.

Observation 5

(recueillie par le docteur Pérâté).

X..., enfant de dix-huit mois, pâle, maigre, très-débile, jambes flasques.—Commencement de chapelet costal, incurvation anormale des membres inférieurs. Elle reçoit trois fois par jours une cuillerée à dessert de sirop de lacto-phosphate ; après quelques jours, l'amélioration est évidente, l'appétit jusque là languissant s'est animé et s'est soutenu. Au bout d'un mois, l'enfant pouvait marcher, et deux mois après encore, elle était méconnaissable, d'une force et d'un développement proportionnés à son âge.

Observation 6.

Salle Sainte-Marie, 13. — Enfant de treize mois, rachitique, articulations nouées, poitrine en carène, nourri par sa mère malade et chétive. Sirop de lacto-phosphate de chaux pendant un mois. — Amélioration marquée. — L'enfant tient la tête droite et commence à manger quelques soupes qu'il refusait auparavant.

Le sirop est abandonné pendant quinze jours. La mère, obligée de sevrer son enfant, trouve qu'il ne mange pas et redemande du sirop. Le lendemain du jour où le sirop est repris, l'appétit reparaît, et au bout de quelques jours on constate une amélioration notable. Il peut bientôt se tenir debout, il marche à dix-sept mois. Les jambes ne sont que très-peu arquées, le chapelet costal est toujours sensible, mais a beaucoup diminué.

DYSPEPSIE.

M. le docteur Pérâté, dans les différentes applications qu'il fit du sirop de lacto-phosphate de chaux, fut frappé du réveil et de l'augmentation d'appétit qui se produisaient chez beaucoup de ses malades et voulut bien attirer notre attention sur ce côté de la question. La dyspepsie est une maladie si commune, qu'il nous a été facile de recueillir sur ce point un grand nombre d'observations dont nous citerons quelques-unes. Dès aujourd'hui nous croyons pouvoir formuler d'une manière générale le résultat de nos recherches en disant : La plupart des dyspepsies sont caractérisées par une suppression ou par une insuffisance de sécrétion acide. C'est le cas le plus ordinaire chez l'enfant et chez le vieillard. L'emploi du lacto-phosphate produit alors une action presque immédiate. L'intolérance du médicament chez certains malades indique alors à quelle nature de dyspepsie l'on a affaire ; nous nous proposons du reste de revenir plus amplement sur cette question dans un travail ultérieur.

Observation première

(recueillie par le docteur O. Dusart).

Femme Paligeux, dyspeptique depuis douze ans. — Emploi sans succès des médicaments ordinaires. — Sirop de lacto-phosphate de chaux à chaque repas. Amélioration considérable dès les premiers jours. Au bout de dix jours, les digestions se font régulièrement, et l'appétit augmente en même temps que la constipation ordinaire disparaît. Depuis plus de six mois la guérison persiste, et lorsque la dyspepsie menace de reparaître, l'usage du médicament l'arrête constamment.

Observation 2.

Mademoiselle X..., femme de chambre, grande et de forte constitution, est atteinte depuis huit mois d'une dyspepsie dont elle fait remonter l'origine à de grands chagrins. À l'époque où nous la voyons, la malade se présente avec tout le cortége des phénomènes nerveux ; une constipation opiniâtre la tourmente ; elle ne peut supporter la viande, mais seulement des soupes et d'autres aliments analogues de facile digestion. Elle est sujette à des migraines revenant périodiquement, à phases très-courtes, avec névralgie partielle de la face. Douleurs de l'estomac avec sensation de boule, et, selon l'expression de la malade, elle a constamment sur l'estomac le repas de la veille.

Le bromure de potassium et la morphine avaient été essayés inutilement, la quinine à haute dose avait seule diminué les crises nerveuses qui reparaissaient quand on cessait le médicament ; du reste, l'appétit n'avait pas augmenté.

On conseille à la malade de prendre immédiatement avant chaque repas une cuillerée de sirop de lacto-phosphate : dès les premiers jours, la digestion est plus facile, la pesanteur d'estomac disparaît ; au bout de quinze jours, la malade paraît revenue à l'état normal, elle diminue alors graduellement la dose du médicament, et au bout d'un mois et demi elle cesse tout traitement ; depuis cinq mois la santé est excellente.

Observation 3.

Madame de M..., soixante-treize ans. — Depuis une époque qu'elle fait remonter à environ dix années, la malade éprouve après chaque repas une sensation de plénitude à l'estomac, et au bout de trois ou quatre heures une impression analogue à une brûlure qui devient intolérable ; bientôt après surviennent des vomissements, dans lesquels on retrouve les aliments dont on peut distinguer la nature, et ne paraissant pas avoir encore subi l'action du suc gastrique. La malade, après ces vomissements, n'accuse pas cette impression d'acidité qui se manifeste à la bouche dans beaucoup de cas d'indigestion. Elle a essayé inutilement la magnésie, les eaux de Vals et de Vichy. La constipation est très-grande. Nous lui faisons prendre, *immédiatement* avant chaque repas, une large cuillerée de sirop. Pendant les premiers jours du traitement, l'appétit est encore faible, mais la malade ne vomit plus ses aliments. Au bout de huit jours, il y a une augmentation d'appétit progressive qui force souvent la malade à manger entre les repas ; les selles deviennent plus régulières, et bientôt la constipation a disparu. Malgré l'état satisfaisant dans lequel se trouve la malade, elle continue l'usage du médicament.

Observation 4.

Femme X..., soixante-quinze ans. — Cette malade, habituée aux travaux des champs, raconte que depuis plus d'un an, malgré l'exercice journalier qu'elle se donne, elle a vu disparaître son appétit peu à peu, en même temps que son embonpoint ; les selles sont devenues de plus en plus rares, l'inappétence est complète, excepté pour la salade et les fruits. Elle ne peut supporter la viande, et presque chaque jour, après le repas principal, elle rejette, non digérés, les aliments qu'elle vient de prendre. Le sous-nitrate de bismuth, la craie préparée qui lui avaient été conseillés, loin de calmer le mal, semblaient provoquer les vomissements ; la pepsine seule avait apporté un léger soulagement.

Trois fois par jour, en se mettant à table, la malade prend une cuillerée à soupe de sirop de lacto-phosphate. Dès le premier jour, les vomissements s'arrêtent ; l'appétit se ranime peu à peu et se soutient depuis ce temps.

Observation 5.

A..., âgé de trois mois, arrive à un état de débilité très-grande, par suite d'alimentation insuffisante ; il vomit le lait qu'il tette. — Chaque fois qu'il reçoit le sein de sa nourrice, on délaie dans un peu de lait une cuillerée à café de sirop de lacto-phosphate, et on la lui fait avaler au milieu de son repas. Dès le premier jour, les vomissements s'arrêtent, la digestion se fait bien. On continue cette pratique, et l'enfant se développe parfaitement.

Nous aurions pu multiplier ces observations, mais nous pensons que ces quelques citations suffiront pour montrer quelles applications

ce médicament pourra trouver dans la pratique. Nous aurions dé-
siré examiner également l'influence du lacto-phosphate de chaux
pendant les derniers mois de la grossesse, à cette époque où il est
si utile de relever la constitution appauvrie de la femme, de cet état
cachectique provenant de la dénutrition qui s'opère pendant ce temps
au profit de l'enfant ; mais les éléments trop restreints dont nous
disposions ne nous ont pas permis de compléter notre travail à ce
point de vue. Toutefois, nous ne craignons pas d'affirmer que dans
ce cas l'application du lacto-phosphate est complétement indiquée,
et que son emploi sera certainement couronné de succès.

Nous croyons avoir démontré dans ce travail que le phosphate de
chaux subit, sous l'influence du suc gastrique, une transformation
partielle qui le rend apte à l'assimilation ;

Que les différents phosphates de chaux employés jusqu'ici, très-
variables dans leur composition et leurs propriétés, offrent une·ré-
sistance inégale à l'action du suc gastrique ;

Que leur emploi en thérapeutique n'offre pas de garantie suffisante, et qu'il est plus rationnel de leur substituer le corps que nous
désignons sous le nom de lacto-phosphate de chaux, qui représente
le produit de l'action du suc gastrique sur le phosphate de chaux ;

Que cette substance administrée dans les cas de fracture est ab-
sorbée et assimilée rapidement, et qu'elle abrège considérablement
la durée du temps nécessaire à la consolidation ;

Enfin, que son action est des plus manifestes dans les cas de
dyspepsie caractérisée par un manque de sécrétion acide, dans le
rachitisme et chez les enfants de constitution débile, dont il active
les fonctions digestives, en même temps que véritable aliment minéral, il apporte à l'économie le phosphate de chaux tout élaboré
qui lui manque.

Paris. — Imprimerie Paul Dupont, rue de Grenelle-Saint-Honoré, 45